HEIßLUFTFRITTEUSE REZEPTBUCH

2021

REZEPTE FÜR IHR FRÜHSTÜCK UND MITTAGESSEN FÜR ANFÄNGER

KIMBERLY SUTTON

2

Inhaltsverzeichnis

Einführung

Suchen Sie immer nach einfacheren und moderneren Möglichkeiten, um die besten Mahlzeiten für Sie und alle Ihre Lieben zuzubereiten?

Suchen Sie ständig nach nützlichen Küchengeräten, mit denen Ihre Arbeit in der Küche mehr Spaß macht?

Nun, Sie müssen nicht mehr suchen! Wir präsentieren Ihnen heute das beste Küchengerät, das derzeit auf dem Markt erhältlich ist: die Luftfritteuse!

Luftfritteusen sind aus so vielen Gründen einfach die besten Küchengeräte.

Möchten Sie mehr über Luftfritteusen erfahren? Dann pass als nächstes auf!

Zunächst müssen Sie wissen, dass Luftfritteusen spezielle und revolutionäre Küchengeräte sind, die Ihre Speisen mit heißer Luft zirkulieren lassen. Diese Werkzeuge verwenden eine spezielle Technologie, die als Schnelllufttechnologie bezeichnet wird. Daher ist alles, was Sie in diesen Friteusen kochen, innen saftig und außen perfekt zubereitet.

Das nächste, was Sie über Luftfritteusen herausfinden müssen, ist, dass Sie so ziemlich alles kochen, backen, dämpfen und braten können, was Sie sich vorstellen können.

Zu guter Letzt sollten Sie wissen, dass Luftfritteusen Ihnen helfen, Ihre Mahlzeiten viel gesünder zuzubereiten.

So viele Menschen auf der ganzen Welt haben sich einfach in dieses großartige und erstaunliche Werkzeug verliebt, und jetzt sind Sie an der Reihe, einer von ihnen zu werden.

Also... kurz gesagt, wir empfehlen Ihnen, sofort eine Luftfritteuse zu kaufen und dieses Kochjournal so schnell wie möglich in die Hände zu bekommen!

Wir können Ihnen versichern, dass alle Mahlzeiten, die Sie in Ihrer Luftfritteuse kochen, so gut schmecken und dass jeder von nun an Ihre Kochkünste bewundern wird!

Also lasst uns anfangen!
Viel Spaß beim Kochen mit Ihrer tollen Luftfritteuse!

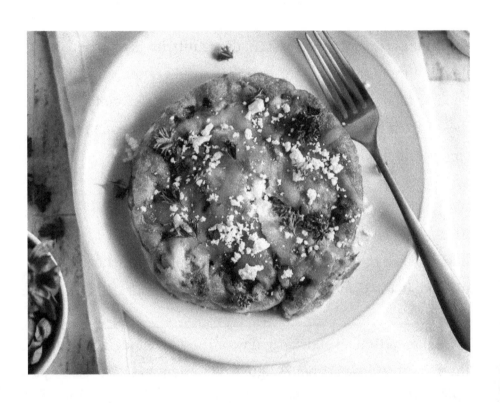

Air Fryer Frühstücksrezepte

Schinkenbrötchen

Zubereitungszeit: 10 Minuten Garzeit: 10 Minuten Portionen: 4

Zutaten:

- 1 Blatt Blätterteig
- 4 Handvoll Gruyere-Käse, gerieben
- 4 Teelöffel Senf
- 8 Schinkenscheiben, gehackt

Richtungen:

1. Blätterteig auf einer Arbeitsfläche ausrollen, Käse, Schinken und Senf teilen, fest rollen und in mittlere Runden schneiden.

2. Legen Sie alle Brötchen in eine Luftfritteuse und kochen Sie sie 10 Minuten lang bei 370 Grad Fahrenheit.

3. Brötchen auf Teller verteilen und zum Frühstück servieren.

Genießen!

Ernährung: Kalorien 182, Fett 4, Ballaststoffe 7, Kohlenhydrate 9, Protein 8

Shrimp Frittata

Zubereitungszeit: 10 Minuten Garzeit: 15 Minuten
Portionen: 4

Zutaten:

- 4 Eier
- ½ Teelöffel Basilikum, getrocknet
- Kochspray
- Salz und schwarzer Pfeffer nach Geschmack
- ½ Tasse Reis, gekocht
- ½ Tasse Garnelen, gekocht, geschält, entdarmt und gehackt
- ½ Tasse Babyspinat, gehackt
- ½ Tasse Monterey Jack Käse, gerieben

Richtungen:

1. In einer Schüssel Eier mit Salz, Pfeffer und Basilikum mischen und verquirlen.

2. Fetten Sie die Pfanne Ihrer Luftfritteuse mit Kochspray ein und fügen Sie Reis, Garnelen und Spinat hinzu.

3. Fügen Sie Eiermischung hinzu, streuen Sie Käse überall und kochen Sie in Ihrer Luftfritteuse bei 350 Grad F für 10 Minuten.

4. Auf Teller verteilen und zum Frühstück servieren.

Genießen!

Ernährung: Kalorien 162, Fett 6, Ballaststoffe 5, Kohlenhydrate 8, Protein 4

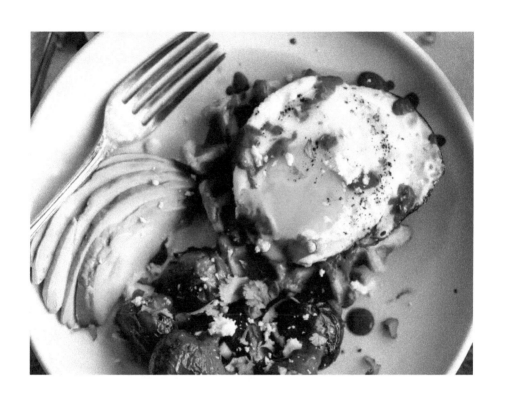

Thunfisch-Sandwiches

Zubereitungszeit: 10 Minuten Garzeit: 5 Minuten Portionen: 4

Zutaten:

- 16 Unzen Thunfischkonserven, abgetropft
- ¼ Tasse Mayonnaise
- 2 Esslöffel Senf
- 1 Esslöffel Zitronensaft
- 2 grüne Zwiebeln, gehackt
- 3 englische Muffins, halbiert
- 3 Esslöffel Butter
- 6 Provolone Käse

Richtungen:

1. In einer Schüssel Thunfisch mit Mayo, Zitronensaft, Senf und Frühlingszwiebeln mischen und umrühren.
2. Fetten Sie die Muffinhälften mit der Butter ein, legen Sie sie in eine vorgeheizte Luftfritteuse und backen Sie sie 4 Minuten lang bei 350 Grad Fahrenheit.
3. Die Thunfischmischung auf die Muffinhälften verteilen, jeweils mit Provolone-Käse belegen, die Sandwiches wieder in die Luftfritteuse geben und 4

Minuten kochen, auf die Teller verteilen und sofort zum Frühstück servieren.
Genießen!

Ernährung: Kalorien 182, Fett 4, Ballaststoffe 7, Kohlenhydrate 8, Protein 6

Shrimps-Sandwiches

Zubereitungszeit: 10 Minuten Garzeit: 5 Minuten
Portionen: 4

Zutaten:

- 1 und ¼ Tasse Cheddar, zerkleinert
- 6 Unzen Dosen winzige Garnelen, abgetropft
- 3 Esslöffel Mayonnaise
- 2 Esslöffel Frühlingszwiebeln, gehackt
- 4 Vollkornbrotscheiben
- 2 Esslöffel Butter, weich

Richtungen:

1. Garnelen in einer Schüssel mit Käse, Frühlingszwiebeln und Mayo mischen und gut umrühren.
2. Auf die Hälfte der Brotscheiben verteilen, mit den anderen Brotscheiben belegen, diagonal halbieren und Butter darauf verteilen.
3. Legen Sie Sandwiches in Ihre Luftfritteuse und kochen Sie sie 5 Minuten lang bei 350 Grad Fahrenheit.
4. Garnelensandwiches auf Teller verteilen und zum Frühstück servieren.

Genießen!

Ernährung: Kalorien 162, Fett 3, Faser 7, Kohlenhydrate 12, Protein 4

Frühstück Erbsen Tortilla

Zubereitungszeit: 10 Minuten Garzeit: 7 Minuten
Portionen: 8

Zutaten:

- ½ Pfund Erbsenbabys
- 4 Esslöffel Butter
- 1 und ½ Tasse Joghurt
- 8 Eier
- ½ Tasse Minze, gehackt
- Salz und schwarzer Pfeffer nach Geschmack

Richtungen:

1. Erhitzen Sie eine Pfanne, die zu Ihrer Luftfritteuse passt, mit der Butter bei mittlerer Hitze, fügen Sie Erbsen hinzu, rühren Sie um und kochen Sie sie einige Minuten lang.
2. In einer Schüssel die Hälfte des Joghurts mit Salz, Pfeffer, Eiern und Minze mischen und gut verquirlen.
3. Gießen Sie dies über die Erbsen, werfen Sie es, geben Sie es in Ihre Luftfritteuse und kochen Sie es 7 Minuten lang bei 350 Grad Fahrenheit.
4. Den Rest des Joghurts auf Ihrer Tortilla verteilen, in Scheiben schneiden und servieren.

Genießen!

Ernährung: Kalorien 192, Fett 5, Ballaststoffe 4, Kohlenhydrate 8, Protein 7

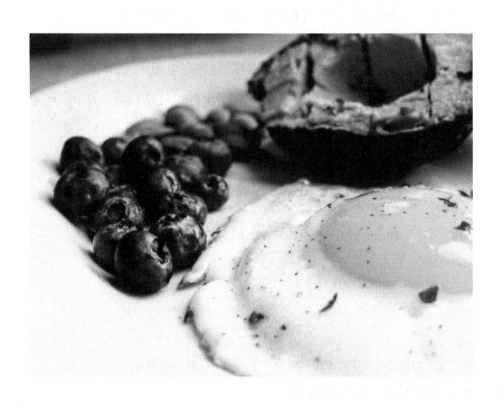

Himbeerbrötchen

**Zubereitungszeit: 30 Minuten Garzeit: 20 Minuten
Portionen: 6**

Zutaten:

- 1 Tasse Milch
- 4 Esslöffel Butter
- 3 und ¼ Tassen Mehl
- 2 Teelöffel Hefe
- ¼ Tasse Zucker
- 1 Ei

Für die Füllung:

- 8 Unzen Frischkäse, weich
- 12 Unzen Himbeeren
- 1 Teelöffel Vanilleextrakt
- 5 Esslöffel Zucker
- 1 Esslöffel Maisstärke
- Schale von 1 Zitrone, gerieben

Richtungen:

1. Mehl in einer Schüssel mit Zucker und Hefe mischen und umrühren.
2. Milch und Ei hinzufügen, umrühren, bis ein Teig entsteht, 30 Minuten gehen lassen, Teig auf eine Arbeitsfläche legen und gut rollen.
3. In einer Schüssel Frischkäse mit Zucker, Vanille und Zitronenschale mischen, gut umrühren und über den Teig verteilen.
4. In einer anderen Schüssel Himbeeren mit Maisstärke mischen, umrühren und über die Frischkäsemischung verteilen.
5. Rollen Sie Ihren Teig, schneiden Sie ihn in mittelgroße Stücke, legen Sie ihn in Ihre Luftfritteuse, sprühen Sie ihn mit Kochspray ein und kochen Sie ihn 30 Minuten lang bei 350 Grad Fahrenheit.
6. Servieren Sie Ihre Brötchen zum Frühstück.

Genießen!

Ernährung: Kalorien 261, Fett 5, Ballaststoffe 8, Kohlenhydrate 9, Protein 6

Kartoffel-Lauch-Frittata

**Zubereitungszeit: 10 Minuten Garzeit: 18 Minuten
Portionen: 4**

Zutaten:

- 2 Goldkartoffeln, gekocht, geschält und gehackt
- 2 Esslöffel Butter
- 2 Lauch, in Scheiben geschnitten
- Salz und schwarzer Pfeffer nach Geschmack
- ¼ Tasse Vollmilch
- 10 Eier, geschlagen
- 5 Unzen fromage blanc, zerbröckelt

Richtungen:

1. Erhitzen Sie eine Pfanne, die zu Ihrer Luftfritteuse passt, mit der Butter bei mittlerer Hitze, fügen Sie Lauch hinzu, rühren Sie um und kochen Sie sie 4 Minuten lang.
2. Fügen Sie Kartoffeln, Salz, Pfeffer, Eier, Käse und Milch hinzu, verquirlen Sie gut, kochen Sie noch 1 Minute, geben Sie sie in Ihre Luftfritteuse und kochen Sie sie 13 Minuten bei 350 Grad Fahrenheit.
3. Frittata in Scheiben schneiden, auf Teller verteilen und servieren.

Genießen!

Ernährung: Kalorien 271, Fett 6, Ballaststoffe 8, Kohlenhydrate 12, Protein 6

Espresso Haferflocken

Zubereitungszeit: 10 Minuten Garzeit: 17 Minuten
Portionen: 4

Zutaten:

- 1 Tasse Milch
- 1 Tasse Stahl geschnittener Hafer
- 2 und ½ Tassen Wasser
- 2 Esslöffel Zucker
- 1 Teelöffel Espressopulver
- 2 Teelöffel Vanilleextrakt

Richtungen:

1. In einer Pfanne, die zu Ihrer Luftfritteuse passt,
   Hafer mit Wasser, Zucker, Milch und Espressopulver
   mischen, umrühren, in die Luftfritteuse einführen
   und 17 Minuten bei 360 ° F kochen.
2. Vanilleextrakt hinzufügen, umrühren, alles 5
   Minuten ruhen lassen, in Schalen teilen und zum
   Frühstück servieren.

Genießen!

Ernährung: Kalorien 261, Fett 7, Ballaststoffe 6,
Kohlenhydrate 39, Protein 6

Pilz Haferflocken

Zubereitungszeit: 10 Minuten Garzeit: 20 Minuten Portionen: 4

Zutaten:

- 1 kleine gelbe Zwiebel, gehackt
- 1 Tasse Stahl geschnittener Hafer
- 2 gehackte Knoblauchzehen
- 2 Esslöffel Butter
- ½ Tasse Wasser
- 14 Unzen Hühnerbrühe in Dosen
- 3 Thymianquellen, gehackt
- 2 Esslöffel natives Olivenöl extra
- ½ Tasse Gouda, gerieben
- 8 Unzen Pilz, in Scheiben geschnitten
- Salz und schwarzer Pfeffer nach Geschmack

Richtungen:

1. Erhitzen Sie eine Pfanne, die zu Ihrer Luftfritteuse passt, mit der Butter bei mittlerer Hitze, fügen Sie

Zwiebeln und Knoblauch hinzu, rühren Sie um und kochen Sie sie 4 Minuten lang.

2. Hafer, Wasser, Salz, Pfeffer, Brühe und Thymian hinzufügen, umrühren, in die Luftfritteuse geben und 16 Minuten bei 30 ° C kochen lassen.

3. In der Zwischenzeit eine Pfanne mit dem Olivenöl bei mittlerer Hitze erhitzen, Pilze hinzufügen, 3 Minuten kochen lassen, zu Haferflocken und Käse geben, umrühren, in Schalen teilen und zum Frühstück servieren.

Genießen!

Ernährung: Kalorien 284, Fett 8, Ballaststoffe 8, Kohlenhydrate 20, Protein 17

Walnüsse und Birnenhaferflocken

Zubereitungszeit: 5 Minuten Garzeit: 12 Minuten
Portionen: 4

Zutaten:

- 1 Tasse Wasser
- 1 Esslöffel Butter, weich
- ¼ Tassen brauner Zucker
- ½ Teelöffel Zimtpulver
- 1 Tasse Haferflocken
- ½ Tasse Walnüsse, gehackt
- 2 Tassen Birne, geschält und gehackt
- ½ Tasse Rosinen

Richtungen:

1. Mischen Sie in einer hitzebeständigen Schüssel, die zu Ihrer Luftfritteuse passt, Milch mit Zucker, Butter, Hafer, Zimt, Rosinen, Birnen und Walnüssen, rühren Sie um, geben Sie sie in Ihre Fritteuse und kochen Sie sie 12 Minuten lang bei 360 ° F.

2. In Schalen teilen und servieren.

Genießen!

Ernährung: Kalorien 230, Fett 6, Ballaststoffe 11, Kohlenhydrate 20, Protein 5

Zimt und Frischkäse Hafer

Zubereitungszeit: 10 Minuten Garzeit: 25 Minuten Portionen: 4

Zutaten:

- 1 Tasse Stahlhafer
- 3 Tassen Milch
- 1 Esslöffel Butter
- ¾ Tasse Rosinen
- 1 Teelöffel Zimtpulver
- ¼ Tasse brauner Zucker
- 2 Esslöffel weißer Zucker
- 2 Unzen Frischkäse, weich

Richtungen:

1. Erhitzen Sie eine Pfanne, die zu Ihrer Luftfritteuse passt, mit der Butter bei mittlerer Hitze, fügen Sie Hafer hinzu, rühren Sie sie um und rösten Sie sie 3 Minuten lang.
2. Fügen Sie Milch und Rosinen hinzu, rühren Sie um, geben Sie sie in Ihre Luftfritteuse und kochen Sie sie 20 Minuten lang bei 350 Grad Fahrenheit.

3. In einer Schüssel Zimt mit braunem Zucker mischen und umrühren.

4. In einer zweiten Schüssel Weißzucker mit Frischkäse mischen und verquirlen.

5. Hafer in Schalen teilen und jeweils mit Zimt und Frischkäse belegen.

Genießen!

Ernährung: Kalorien 152, Fett 6, Ballaststoffe 6, Kohlenhydrate 25, Protein 7

Kirschen Risotto

Zubereitungszeit: 10 Minuten Garzeit: 12 Minuten
Portionen: 4

Zutaten:

- 1 und ½ Tassen Arborio Reis
- 1 ½ Teelöffel Zimtpulver
- 1/3 Tasse brauner Zucker
- Eine Prise Salz
- 2 Esslöffel Butter
- 2 Äpfel, entkernt und in Scheiben geschnitten
- 1 Tasse Apfelsaft
- 3 Tassen Milch
- ½ Tasse Kirschen, getrocknet

Richtungen:

1. Erhitzen Sie eine Pfanne, in der Ihre Luftfritteuse mit der Butter gefistet ist, bei mittlerer Hitze, fügen Sie Reis hinzu, rühren Sie um und kochen Sie sie 4-5 Minuten lang.

2. Fügen Sie Zucker, Äpfel, Apfelsaft, Milch, Zimt und Kirschen hinzu, rühren Sie um, geben Sie sie in Ihre Luftfritteuse und kochen Sie sie 8 Minuten lang bei 350 Grad Fahrenheit.

3. In Schalen teilen und zum Frühstück servieren.

Genießen!

Ernährung: Kalorien 162, Fett 12, Ballaststoffe 6, Kohlenhydrate 23, Protein 8

Reis-, Mandel- und Rosinenpudding

**Zubereitungszeit: 5 Minuten Garzeit: 8 Minuten
Portionen: 4**

Zutaten:

- 1 Tasse brauner Reis
- ½ Tasse Kokosnusschips
- 1 Tasse Milch
- 2 Tassen Wasser
- ½ Tasse Ahornsirup
- ¼ Tasse Rosinen
- ¼ Tasse Mandeln
- Eine Prise Zimtpulver

Richtungen:

1. Legen Sie den Reis in eine Pfanne, die zu Ihrer Luftfritteuse passt, geben Sie das Wasser hinzu, erhitzen Sie ihn auf dem Herd bei mittlerer Hitze, kochen Sie ihn, bis der Reis weich ist, und lassen Sie ihn abtropfen.

2. Fügen Sie Milch, Kokosnusschips, Mandeln, Rosinen, Zimt und Ahornsirup hinzu, rühren Sie sich gut um, geben Sie sie in Ihre Luftfritteuse und kochen Sie sie 8 Minuten lang bei 360 Grad Fahrenheit.

3. Reispudding in Schalen teilen und servieren.

Genießen!

Ernährung: Kalorien 251, Fett 6, Ballaststoffe 8, Kohlenhydrate 39, Protein 12

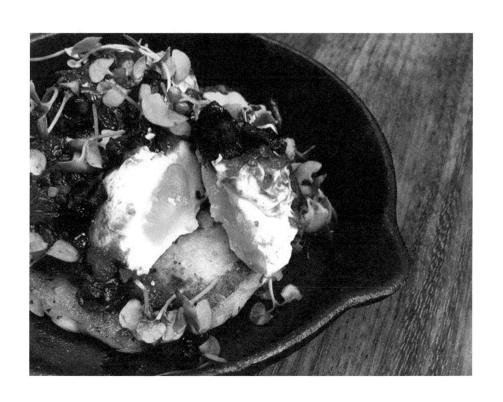

Datteln und Hirsepudding

Zubereitungszeit: 10 Minuten Garzeit: 15 Minuten Portionen: 4

Zutaten:

- 14 Unzen Milch
- 7 Unzen Wasser
- 2/3 Tasse Hirse
- 4 Daten, entkernt
- Honig zum Servieren

Richtungen:

1. Legen Sie die Hirse in eine Pfanne, die zu Ihrer Luftfritteuse passt, fügen Sie Datteln, Milch und Wasser hinzu, rühren Sie um, geben Sie sie in Ihre Luftfritteuse und kochen Sie sie 15 Minuten lang bei 360 Grad Fahrenheit.
2. Auf Teller verteilen, Honig darüber träufeln und zum Frühstück servieren.

Genießen!

Ernährung: Kalorien 231, Fett 6, Ballaststoffe 6, Kohlenhydrate 18, Protein 6

Air Fryer Mittagessen Rezepte

Mittagessen Eierbrötchen

Zubereitungszeit: 10 Minuten Garzeit: 15 Minuten Portionen: 4

Zutaten:

- ½ Tasse Pilze, gehackt
- ½ Tasse Karotten, gerieben
- ½ Tasse Zucchini, gerieben
- 2 grüne Zwiebeln, gehackt
- 2 Esslöffel Sojasauce
- 8 Eierbrötchenverpackungen
- 1 Eier, geschlagen
- 1 Esslöffel Maisstärke

Richtungen:

1. In einer Schüssel Karotten mit Pilzen, Zucchini, Frühlingszwiebeln und Sojasauce mischen und gut umrühren.
2. Eierbrötchenverpackungen auf einer Arbeitsfläche anordnen, die Gemüsemischung darauf verteilen und gut rollen.

3. In einer Schüssel Maisstärke mit Ei mischen, gut verquirlen und Eierbrötchen mit dieser Mischung bestreichen.

4. Versiegeln Sie die Kanten, legen Sie alle Brötchen in Ihre vorgeheizte Luftfritteuse und kochen Sie sie 15 Minuten lang bei 370 Grad Fahrenheit.

5. Ordnen Sie sie auf einer Platte an und servieren Sie sie zum Mittagessen.

Genießen!

Ernährung: Kalorien 172, Fett 6, Ballaststoffe 6, Kohlenhydrate 8, Protein 7

Veggie Toast

Zubereitungszeit: 10 Minuten Garzeit: 15 Minuten Portionen: 4

Zutaten:

- 1 rote Paprika, in dünne Streifen schneiden
- 1 Tasse Cremimi-Pilze, in Scheiben geschnitten
- 1 gelber Kürbis, gehackt
- 2 Frühlingszwiebeln, in Scheiben geschnitten
- 1 Esslöffel Olivenöl
- 4 Brotscheiben
- 2 Esslöffel Butter, weich
- ½ Tasse Ziegenkäse, zerbröckelt

Richtungen:

1. Mischen Sie in einer Schüssel rote Paprika mit Pilzen, Kürbis, Frühlingszwiebeln und Öl, werfen Sie sie, geben Sie sie in Ihre Luftfritteuse, kochen Sie sie 10 Minuten lang bei 350 Grad Fahrenheit, schütteln Sie die Fritteuse einmal und geben Sie sie in eine Schüssel.

2. Verteilen Sie Butter auf Brotscheiben, legen Sie sie in eine Luftfritteuse und kochen Sie sie 5 Minuten lang bei 350 Grad Fahrenheit.

3. Die Gemüsemischung auf jede Brotscheibe verteilen, mit zerbröckeltem Käse belegen und zum Mittagessen servieren.

Genießen!

Ernährung: Kalorien 152, Fett 3, Ballaststoffe 4, Kohlenhydrate 7, Protein 2

Gefüllte Pilze

Zubereitungszeit: 10 Minuten Garzeit: 20 Minuten Portionen: 4

Zutaten:

- 4 große Portobello Pilzkappen
- 1 Esslöffel Olivenöl
- ¼ Tasse Ricotta
- 5 Esslöffel Parmesan, gerieben
- 1 Tasse Spinat, zerrissen
- 1/3 Tasse Semmelbrösel
- ¼ Teelöffel Rosmarin, gehackt

Richtungen:

1. Reiben Sie die Pilzkappen mit dem Öl ein, legen Sie sie in den Korb Ihrer Luftfritteuse und kochen Sie sie 2 Minuten lang bei 350 Grad Fahrenheit.
2. In einer Schüssel die Hälfte des Parmesans mit Ricotta, Spinat, Rosmarin und Semmelbröseln mischen und gut umrühren.
3. Füllen Sie die Pilze mit dieser Mischung, streuen Sie den Rest des Parmesans darüber, legen Sie sie wieder

in den Korb Ihrer Luftfritteuse und kochen Sie sie 10
Minuten lang bei 350 Grad Fahrenheit.

4. Auf Teller verteilen und zum Mittagessen mit einem
Beilagensalat servieren.

Genießen!

Ernährung: Kalorien 152, Fett 4, Ballaststoffe 7, Kohlenhydrate 9,
Protein 5

Schnellimbiss Pizzas

Zubereitungszeit: 10 Minuten Garzeit: 7 Minuten Portionen: 4

Zutaten:

- 4 Pitas
- 1 Esslöffel Olivenöl
- ¾ Tasse Pizzasauce
- 4 Unzen Pilze in Scheiben geschnitten
- ½ Teelöffel Basilikum, getrocknet
- 2 grüne Zwiebeln, gehackt
- 2 Tasse Mozzarella, gerieben
- 1 Tasse Traubentomaten, in Scheiben geschnitten

Richtungen:

1. Jedes Fladenbrot mit Pizzasauce bestreichen, Frühlingszwiebeln und Basilikum darüber streuen, die Pilze teilen und mit Käse belegen.
2. Ordnen Sie Pita-Pizzen in Ihrer Luftfritteuse an und kochen Sie sie 7 Minuten lang bei 400 Grad Fahrenheit.
3. Jede Pizza mit Tomatenscheiben belegen, auf Teller verteilen und servieren.

Genießen!

Ernährung: Kalorien 200, Fett 4, Ballaststoffe 6, Kohlenhydrate 7, Protein 3

Mittagessen Gnocchi

Zubereitungszeit: 10 Minuten Garzeit: 17 Minuten Portionen: 4

Zutaten:

- 1 gelbe Zwiebel, gehackt
- 1 Esslöffel Olivenöl
- 3 gehackte Knoblauchzehen
- 16 Unzen Gnocchi
- ¼ Tasse Parmesan, gerieben
- 8 Unzen Spinatpesto

Richtungen:

1. Fetten Sie die Pfanne Ihrer Luftfritteuse mit Olivenöl ein, fügen Sie Gnocchi, Zwiebeln und Knoblauch hinzu, werfen Sie sie, stellen Sie die Pfanne in Ihre Luftfritteuse und kochen Sie sie 10 Minuten lang bei 400 Grad Fahrenheit.
2. Fügen Sie Pesto hinzu, werfen Sie und kochen Sie für 7 Minuten mehr bei 350 Grad F.
3. Auf Teller verteilen und zum Mittagessen servieren.

Genießen!

Ernährung: Kalorien 200, Fett 4, Ballaststoffe 4, Kohlenhydrate 12, Protein 4

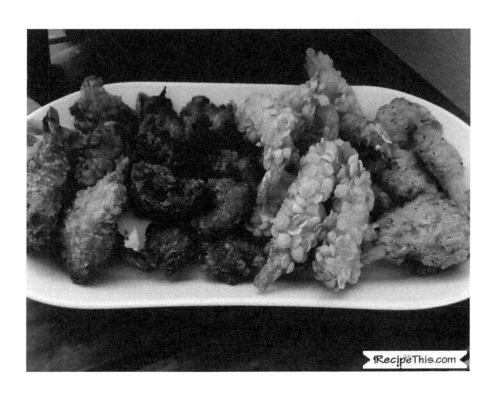

Thunfisch- und Zucchini-Tortillas

Zubereitungszeit: 10 Minuten Garzeit: 10 Minuten Portionen: 4

Zutaten:

- 4 Maistortillas
- 4 Esslöffel Butter, weich
- 6 Unzen Thunfischkonserven, abgetropft
- 1 Tasse Zucchini, zerkleinert
- 1/3 Tasse Mayonnaise
- 2 Esslöffel Senf
- 1 Tasse Cheddar-Käse, gerieben

Richtungen:

1. Verteilen Sie Butter auf Tortillas, legen Sie sie in den Korb Ihrer Luftfritteuse und kochen Sie sie 3 Minuten lang bei 400 Grad Fahrenheit.

2. In einer Schüssel Thunfisch mit Zucchini, Mayo und Senf mischen und umrühren.

3. Teilen Sie diese Mischung auf jede Tortilla, geben Sie Käse darauf, rollen Sie Tortillas, legen Sie sie wieder in den Korb Ihrer Luftfritteuse und kochen Sie sie weitere 4 Minuten bei 400 Grad Fahrenheit.

4. Zum Mittagessen servieren.

Genießen!

Ernährung: Kalorien 162, Fett 4, Ballaststoffe 8, Kohlenhydrate 9, Protein 4

Squash Fritters

Zubereitungszeit: 10 Minuten Garzeit: 7 Minuten Portionen: 4

Zutaten:

- 3 Unzen Frischkäse
- 1 Ei, geschlagen
- ½ Teelöffel Oregano, getrocknet
- Eine Prise Salz und schwarzer Pfeffer
- 1 gelber Sommerkürbis, gerieben
- 1/3 Tasse Karotte, gerieben
- 2/3 Tasse Semmelbrösel
- 2 Esslöffel Olivenöl

Richtungen:

1. In einer Schüssel Frischkäse mit Salz, Pfeffer, Oregano, Ei, Semmelbröseln, Karotten und Kürbis mischen und gut umrühren.

2. Aus dieser Mischung mittelgroße Pastetchen formen und mit dem Öl bestreichen.

3. Legen Sie Kürbis-Pastetchen in Ihre Luftfritteuse und kochen Sie sie 7 Minuten lang bei 400 Grad Fahrenheit.

4. Servieren Sie sie zum Mittagessen.

Genießen!

Ernährung: Kalorien 200, Fett 4, Ballaststoffe 7, Kohlenhydrate 8, Protein 6

Mittagessen Garnelenkroketten

Zubereitungszeit: 10 Minuten Garzeit: 8 Minuten Portionen: 4

Zutaten:

- 2/3 Pfund Garnelen, gekocht, geschält, entdarmt und gehackt
- 1 und ½ Tassen Semmelbrösel
- 1 Ei, geschlagen
- 2 Esslöffel Zitronensaft
- 3 grüne Zwiebeln, gehackt
- ½ Teelöffel Basilikum, getrocknet
- Salz und schwarzer Pfeffer nach Geschmack
- 2 Esslöffel Olivenöl

Richtungen:

1. In einer Schüssel die Hälfte der Semmelbrösel mit Ei und Zitronensaft mischen und gut umrühren.
2. Frühlingszwiebeln, Basilikum, Salz, Pfeffer und Garnelen hinzufügen und gut umrühren.
3. In einer separaten Schüssel den Rest der Semmelbrösel mit dem Öl mischen und gut verrühren.

4. Formen Sie runde Kugeln aus der Garnelenmischung, tauchen Sie sie in Semmelbrösel, legen Sie sie in eine vorgeheizte Luftfritteuse und kochen Sie sie 8 Minuten lang bei 400 ° F.

5. Servieren Sie sie mit einem Bad zum Mittagessen.

Genießen!

Ernährung: Kalorien 142, Fett 4, Ballaststoffe 6, Kohlenhydrate 9, Protein 4

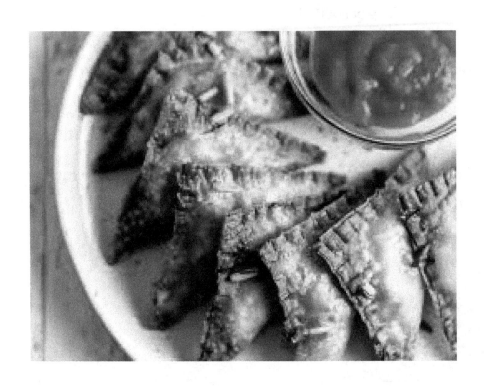

Mittagessen Spezial Pfannkuchen

Zubereitungszeit: 10 Minuten Garzeit: 10 Minuten Portionen: 2

Zutaten:

- 1 Esslöffel Butter
- 3 Eier, geschlagen
- ½ Tasse Mehl
- ½ Tasse Milch
- 1 Tasse Salsa
- 1 Tasse kleine Garnelen, geschält und entdarmt

Richtungen:

1. Heizen Sie Ihre Luftfritteuse auf 400 Grad F vor, fügen Sie die Pfanne der Fritteuse hinzu, fügen Sie 1 Esslöffel Butter hinzu und schmelzen Sie sie.

2. In einer Schüssel Eier mit Mehl und Milch mischen, gut verquirlen und in die Pfanne der Luftfritteuse gießen, verteilen, 12 Minuten bei 350 Grad kochen und auf einen Teller geben.

3. Mischen Sie in einer Schüssel Garnelen mit Salsa, rühren Sie um und servieren Sie Ihren Pfannkuchen damit auf der Seite.

Genießen!

Ernährung: Kalorien 200, Fett 6, Ballaststoffe 8, Kohlenhydrate 12, Protein 4

Jakobsmuscheln und Dill

Zubereitungszeit: 10 Minuten Garzeit: 5 Minuten Portionen: 4

Zutaten:

- 1 Pfund Jakobsmuscheln, entmutigt
- 1 Esslöffel Zitronensaft
- 1 Teelöffel Dill, gehackt
- 2 Teelöffel Olivenöl
- Salz und schwarzer Pfeffer nach Geschmack

Richtungen:

1. Mischen Sie in Ihrer Luftfritteuse Jakobsmuscheln mit Dill, Öl, Salz, Pfeffer und Zitronensaft, decken Sie sie ab und kochen Sie sie 5 Minuten lang bei 360 Grad Fahrenheit.
2. Ungeöffnete wegwerfen, Jakobsmuscheln und Dillsauce auf Teller verteilen und zum Mittagessen servieren.

Genießen!

Ernährung: Kalorien 152, Fett 4, Faser 7, Kohlenhydrate 19, Protein 4

Hühnchen-Sandwiches

Zubereitungszeit: 10 Minuten Garzeit: 10 Minuten Portionen: 4

Zutaten:

- 2 Hähnchenbrust, ohne Haut, ohne Knochen und gewürfelt
- 1 rote Zwiebel, gehackt
- 1 rote Paprika, in Scheiben geschnitten
- ½ Tasse italienisches Gewürz
- ½ Teelöffel Thymian, getrocknet
- 2 Tassen Buttersalat, zerrissen
- 4 Pita-Taschen
- 1 Tasse Kirschtomaten, halbiert
- 1 Esslöffel Olivenöl

Richtungen:

1. Mischen Sie in Ihrer Luftfritteuse Hühnchen mit Zwiebeln, Paprika, italienischem Gewürz und Öl, werfen Sie es und kochen Sie es 10 Minuten lang bei 38 ° C.

2. Die Hühnermischung in eine Schüssel geben, Thymian, Buttersalat und Kirschtomaten hinzufügen, gut umrühren, die Pita-Taschen mit dieser Mischung füllen und zum Mittagessen servieren.

Genießen!

Ernährung: Kalorien 126, Fett 4, Ballaststoffe 8, Kohlenhydrate 14, Protein 4

Frische Hühnermischung

Zubereitungszeit: 10 Minuten Garzeit: 22 Minuten Portionen: 4

Zutaten:

- 2 Hähnchenbrust, ohne Haut, ohne Knochen und gewürfelt
- 8 Champignons in Scheiben geschnitten
- 1 rote Paprika, gehackt
- 1 Esslöffel Olivenöl
- ½ Teelöffel Thymian, getrocknet
- 10 Unzen Alfredo-Sauce
- 6 Brotscheiben
- 2 Esslöffel Butter, weich

Richtungen:

1. Mischen Sie in Ihrer Luftfritteuse Hühnchen mit Pilzen, Paprika und Öl, werfen Sie es gut um und kochen Sie es 15 Minuten lang bei 350 Grad Fahrenheit.
2. Übertragen Sie die Hühnermischung in eine Schüssel, fügen Sie Thymian und Alfredo-Sauce hinzu, werfen Sie

sie, kehren Sie zur Luftfritteuse zurück und kochen Sie sie weitere 4 Minuten bei 350 Grad Fahrenheit.

3. Butter auf Brotscheiben verteilen, mit der Butterseite nach oben in die Fritteuse geben und weitere 4 Minuten kochen lassen.

4. Geröstete Brotscheiben auf einer Platte anrichten, jeweils mit Hühnermischung belegen und zum Mittagessen servieren.

Genießen!

Ernährung: Kalorien 172, Fett 4, Ballaststoffe 9, Kohlenhydrate 12, Protein 4

Hot Bacon Sandwiches

Zubereitungszeit: 10 Minuten Garzeit: 7 Minuten Portionen: 4

Zutaten:

- 1/3 Tasse Bbq Sauce
- 2 Esslöffel Honig
- 8 Speckscheiben, gekocht und in Drittel geschnitten
- 1 rote Paprika, in Scheiben geschnitten
- 1 gelbe Paprika, in Scheiben geschnitten
- 3 Pita-Taschen, halbiert
- 1 und ¼ Tasse Butter Salatblätter, zerrissen
- 2 Tomaten, in Scheiben geschnitten

Richtungen:

1. In einer Schüssel Bbq-Sauce mit Honig mischen und gut verquirlen.
2. Bürsten Sie Speck und alle Paprika mit etwas von dieser Mischung, legen Sie sie in Ihre Luftfritteuse und kochen Sie bei 350 Grad F für 4 Minuten.
3. Friteuse schütteln und weitere 2 Minuten kochen lassen.

4. Pita-Taschen mit Speckmischung füllen, auch mit Tomaten und Salat füllen, den Rest der Bbq-Sauce verteilen und zum Mittagessen servieren.

Genießen!

Ernährung: Kalorien 186, Fett 6, Ballaststoffe 9, Kohlenhydrate 14, Protein 4

Buttermilch Huhn

Zubereitungszeit: 10 Minuten Garzeit: 18 Minuten Portionen: 4

Zutaten:

- 1 und ½ Pfund Hühnerschenkel
- 2 Tassen Buttermilch
- Salz und schwarzer Pfeffer nach Geschmack
- Eine Prise Cayennepfeffer
- 2 Tassen Weißmehl
- 1 Esslöffel Backpulver
- 1 Esslöffel süßer Paprika
- 1 Esslöffel Knoblauchpulver

Richtungen:

1. In einer Schüssel Hähnchenschenkel mit Buttermilch, Salz, Pfeffer und Cayennepfeffer mischen, umrühren und 6 Stunden ruhen lassen.
2. Mehl in einer separaten Schüssel mit Paprika, Backpulver und Knoblauchpulver mischen und umrühren,

3. Hähnchenschenkel abtropfen lassen, in Mehlmischung eintauchen, in der Luftfritteuse anrichten und 8 Minuten bei 30 ° C kochen lassen.

4. Hähnchenstücke umdrehen, weitere 10 Minuten kochen lassen, auf einer Platte anrichten und zum Mittagessen servieren.

Genießen!

Ernährung: Kalorien 200, Fett 3, Ballaststoffe 9, Kohlenhydrate 14, Protein 4

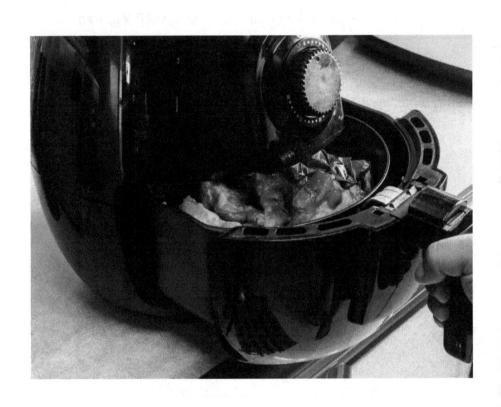

Hühnerpastete

Zubereitungszeit: 10 Minuten Garzeit: 16 Minuten Portionen: 4

Zutaten:

- 2 Hähnchenschenkel, ohne Knochen, ohne Haut und gewürfelt
- 1 Karotte, gehackt
- 1 gelbe Zwiebel, gehackt
- 2 Kartoffeln, gehackt
- 2 gehackte Pilze
- 1 Teelöffel Sojasauce
- Salz und schwarzer Pfeffer nach Geschmack
- 1 Teelöffel italienisches Gewürz
- ½ Teelöffel Knoblauchpulver
- 1 Teelöffel Worcestershire-Sauce
- 1 Esslöffel Mehl
- 1 Esslöffel Milch
- 2 Blätterteigblätter
- 1 Esslöffel Butter, geschmolzen

Richtungen:

1. Eine Pfanne bei mittlerer Hitze erhitzen, Kartoffeln, Karotten und Zwiebeln hinzufügen, umrühren und 2 Minuten kochen lassen.

2. Fügen Sie Huhn und Pilze, Salz, Sojasauce, Pfeffer, italienisches Gewürz, Knoblauchpulver, Worcestershire-Sauce, Mehl und Milch hinzu, rühren Sie sich gut um und nehmen Sie die Hitze ab.

3. Legen Sie 1 Blätterteigblatt auf den Boden der Pfanne Ihrer Luftfritteuse und schneiden Sie den Überschuss ab.

4. Fügen Sie die Hühnermischung hinzu, belegen Sie sie mit dem anderen Blätterteigblatt, schneiden Sie den Überschuss ebenfalls ab und bestreichen Sie den Kuchen mit Butter.

5. Stellen Sie es in Ihre Luftfritteuse und kochen Sie es 6 Minuten lang bei 360 Grad Fahrenheit.

6. Kuchen abkühlen lassen, in Scheiben schneiden und zum Frühstück servieren.

Genießen!

Ernährung: Kalorien 300, Fett 5, Ballaststoffe 7, Kohlenhydrate 14, Protein 7

Makaroni und Käse

Zubereitungszeit: 10 Minuten Garzeit: 30 Minuten Portionen: 3

Zutaten:

- 1 und ½ Tassen Lieblingsmakkaroni
- Kochspray
- ½ Tasse Sahne
- 1 Tasse Hühnerbrühe
- ¾ Tasse Cheddar-Käse, zerkleinert
- ½ Tasse Mozzarella, zerkleinert
- ¼ Tasse Parmesan, zerkleinert
- Salz und schwarzer Pfeffer nach Geschmack

Richtungen:

1. Besprühen Sie eine Pfanne mit Kochspray, fügen Sie Makkaroni, Sahne, Brühe, Cheddar-Käse, Mozzarella und Parmesan, aber auch Salz und Pfeffer hinzu, werfen Sie sie gut, stellen Sie die Pfanne in den Korb Ihrer Luftfritteuse und kochen Sie sie 30 Minuten lang.

2. Auf Teller verteilen und zum Mittagessen servieren.

Genießen!

Ernährung: Kalorien 341, Fett 7, Ballaststoffe 8, Kohlenhydrate 18, Protein 4

Mittagessen Fajitas

Zubereitungszeit: 10 Minuten Garzeit: 10 Minuten Portionen: 4

Zutaten:

- 1 Teelöffel Knoblauchpulver
- ¼ Teelöffel Kreuzkümmel, gemahlen
- ½ Teelöffel Chilipulver
- Salz und schwarzer Pfeffer nach Geschmack
- ¼ Teelöffel Koriander, gemahlen
- 1 Pfund Hähnchenbrust, in Streifen geschnitten
- 1 rote Paprika, in Scheiben geschnitten
- 1 grüne Paprika, in Scheiben geschnitten
- 1 gelbe Zwiebel, gehackt
- 1 Esslöffel Limettensaft
- Kochspray
- 4 Tortillas, aufgewärmt
- Salsa zum Servieren
- Saure Sahne zum Servieren
- 1 Tasse Salatblätter, zum Servieren zerrissen

Richtungen:

1. Mischen Sie in einer Schüssel das Huhn mit Knoblauchpulver, Kreuzkümmel, Chili, Salz, Pfeffer, Koriander, Limettensaft, rotem Paprika, grünem Paprika und Zwiebeln, werfen Sie es, lassen Sie es 10 Minuten lang stehen, geben Sie es in Ihre Luftfritteuse und beträufeln Sie es mit etwas Kochen überall aufsprühen.
2. Werfen Sie und kochen Sie bei 400 Grad F für 10 Minuten.
3. Tortillas auf einer Arbeitsfläche anrichten, Hühnermischung teilen, Salsa, Sauerrahm und Salat hinzufügen, einwickeln und zum Mittagessen servieren.

Genießen!

Ernährung: Kalorien 317, Fett 6, Ballaststoffe 8, Kohlenhydrate 14, Protein 4

Mittagessen Hühnersalat

Zubereitungszeit: 10 Minuten Garzeit: 20 Minuten Portionen: 4

Zutaten:

- 2 Ähren, geschält
- 1 Pfund Hühnchentender, ohne Knochen
- Olivenöl nach Bedarf
- Salz und schwarzer Pfeffer nach Geschmack
- 1 Teelöffel süßer Paprika
- 1 Esslöffel brauner Zucker
- ½ Teelöffel Knoblauchpulver
- ½ Eisbergsalatkopf, in mittlere Streifen geschnitten
- ½ Römersalatkopf, in mittlere Streifen geschnitten
- 1 Tasse schwarze Bohnen in Dosen, abgetropft
- 1 Tasse Cheddar-Käse, zerkleinert
- 3 Esslöffel Koriander, gehackt
- 4 grüne Zwiebeln, gehackt
- 12 Kirschtomaten, in Scheiben geschnitten
- ¼ Tasse Ranch Dressing
- 3 Esslöffel BBQ-Sauce

Richtungen:

1. Geben Sie Mais in Ihre Luftfritteuse, beträufeln Sie etwas Öl, werfen Sie es, kochen Sie es 10 Minuten lang bei 400 Grad Fahrenheit, geben Sie es auf einen Teller und lassen Sie es vorerst beiseite.

2. Legen Sie das Huhn in den Korb Ihrer Luftfritteuse, fügen Sie Salz, Pfeffer, braunen Zucker, Paprika und Knoblauchpulver hinzu, werfen Sie, beträufeln Sie etwas mehr Öl, kochen Sie es 10 Minuten lang bei 400 Grad Fahrenheit, drehen Sie es zur Hälfte um, übertragen Sie die Angebote auf ein Schneidebrett und hacken Sie sie.

3. Die Körner vom Maiskolben abschneiden, den Mais in eine Schüssel geben, Hühnchen, Eisbergsalat, Römersalat, schwarze Bohnen, Käse, Koriander, Tomaten, Zwiebeln, Bbq-Sauce und Ranch-Dressing hinzufügen, gut umrühren und zum Mittagessen servieren.

Genießen!

Ernährung: Kalorien 372, Fett 6, Ballaststoffe 9, Kohlenhydrate 17, Protein 6

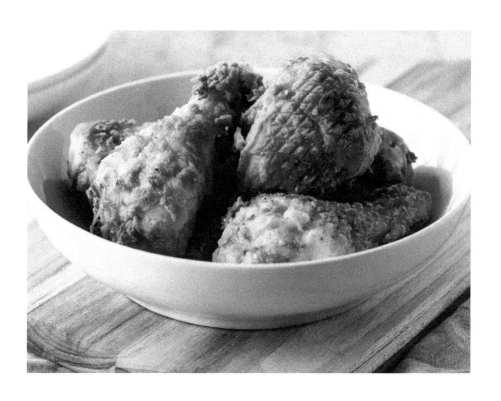

Fisch und Pommes

Zubereitungszeit: 10 Minuten Garzeit: 12 Minuten Portionen: 2

Zutaten:

- 2 mittelgroße Kabeljaufilets, ohne Haut und ohne Knochen
- Salz und schwarzer Pfeffer nach Geschmack
- ¼ Tasse Buttermilch
- 3 Tassen Kesselchips, gekocht

Richtungen:

1. In einer Schüssel Fisch mit Salz, Pfeffer und Buttermilch mischen, werfen und 5 Minuten ruhen lassen.
2. Legen Sie Chips in Ihre Küchenmaschine, zerdrücken Sie sie und verteilen Sie sie auf einem Teller.
3. Fisch hinzufügen und von allen Seiten gut andrücken.
4. Übertragen Sie den Fisch in den Korb Ihrer Luftfritteuse und kochen Sie ihn 12 Minuten lang bei 400 Grad Fahrenheit.
5. Heiß zum Mittagessen servieren.

Genießen!

Ernährung: Kalorien 271, Fett 7, Ballaststoffe 9, Kohlenhydrate 14, Protein 4

Hash Brown Toast

Zubereitungszeit: 10 Minuten Garzeit: 7 Minuten Portionen: 4

Zutaten:

- 4 haschbraune Pastetchen, gefroren
- 1 Esslöffel Olivenöl
- ¼ Tasse Kirschtomaten, gehackt
- 3 Esslöffel Mozzarella, zerkleinert
- 2 Esslöffel Parmesan, gerieben
- 1 Esslöffel Balsamico-Essig
- 1 Esslöffel Basilikum, gehackt

Richtungen:

1. Geben Sie haschbraune Pastetchen in Ihre Luftfritteuse, träufeln Sie das Öl darüber und kochen Sie sie 7 Minuten lang bei 400 Grad Fahrenheit.

2. In einer Schüssel Tomaten mit Mozzarella, Parmesan, Essig und Basilikum mischen und gut umrühren.

3. Haschischbraune Pastetchen auf Teller verteilen, jeweils mit Tomatenmischung belegen und zum Mittagessen servieren.

Genießen!

Ernährung: Kalorien 199, Fett 3, Faser 8, Kohlenhydrate 12, Protein 4

Leckere Rindfleischwürfel

Zubereitungszeit: 10 Minuten Garzeit: 12 Minuten Portionen: 4

Zutaten:

- 1 Pfund Lendenstück, gewürfelt
- 16 Unzen Nudelsauce
- 1 und ½ Tassen Semmelbrösel
- 2 Esslöffel Olivenöl
- ½ Teelöffel Majoran, getrocknet
- Weißer Reis, bereits zum Servieren gekocht

Richtungen:

1. In einer Schüssel Rindfleischwürfel mit Nudelsauce mischen und gut verrühren.

2. In einer anderen Schüssel Semmelbrösel mit Majoran und Öl mischen und gut umrühren.

3. Tauchen Sie Rindfleischwürfel in diese Mischung, legen Sie sie in Ihre Luftfritteuse und kochen Sie sie 12 Minuten lang bei 360 Grad Fahrenheit.

4. Auf Teller verteilen und mit weißem Reis an der Seite servieren.

Genießen!

Ernährung: Kalorien 271, Fett 6, Ballaststoffe 9, Kohlenhydrate 18, Protein 12

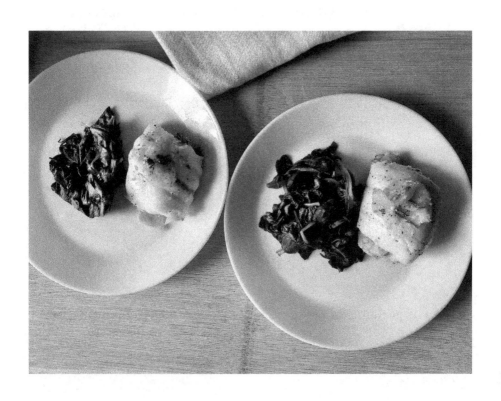

Nudelsalat

Zubereitungszeit: 10 Minuten Garzeit: 12 Minuten Portionen: 6

Zutaten:

- 1 Zucchini, halbiert und grob gehackt
- 1 Orangenpfeffer, grob gehackt
- 1 grüne Paprika, grob gehackt
- 1 rote Zwiebel, grob gehackt
- 4 Unzen braune Pilze, halbiert
- Salz und schwarzer Pfeffer nach Geschmack
- 1 Teelöffel italienisches Gewürz
- 1 Pfund Penne Rigate, bereits gekocht
- 1 Tasse Kirschtomaten, halbiert
- ½ Tasse Kalamata Olive, entkernt und halbiert
- ¼ Tasse Olivenöl
- 3 Esslöffel Balsamico-Essig
- 2 Esslöffel Basilikum, gehackt

Richtungen:

1. In einer Schüssel Zucchini mit Pilzen, Orangenpfeffer, grünem Paprika, roten Zwiebeln, Salz, Pfeffer,

italienischem Gewürz und Öl mischen, gut umrühren, in eine vorgeheizte Luftfritteuse bei 38 ° C geben und 12 Minuten kochen lassen.

2. In einer großen Salatschüssel Nudeln mit gekochtem Gemüse, Kirschtomaten, Oliven, Essig und Basilikum mischen, werfen und zum Mittagessen servieren.

Genießen!

Ernährung: Kalorien 200, Fett 5, Ballaststoffe 8, Kohlenhydrate 10, Protein 6

Philadelphia Chicken Lunch

Zubereitungszeit: 10 Minuten Garzeit: 30 Minuten Portionen: 4

Zutaten:

- 1 Teelöffel Olivenöl
- 1 gelbe Zwiebel, in Scheiben geschnitten
- 2 Hähnchenbrust, ohne Haut, ohne Knochen und in Scheiben geschnitten
- Salz und schwarzer Pfeffer nach Geschmack
- 1 Esslöffel Worcestershire-Sauce
- 14 Unzen Pizzateig
- 1 ½ Tassen Cheddar-Käse, gerieben
- ½ Tasse Käsesauce

Richtungen:

1. Heizen Sie Ihre Luftfritteuse auf 400 Grad F vor, geben Sie die Hälfte des Öls und der Zwiebeln hinzu und braten Sie sie 8 Minuten lang unter einmaligem Rühren.

2. Fügen Sie Hühnchenstücke, Worcestershire-Sauce, Salz und Pfeffer hinzu, werfen Sie sie, braten Sie sie noch 8

Minuten an der Luft, rühren Sie sie einmal um und geben Sie alles in eine Schüssel.

3. Rollen Sie den Pizzateig auf einer Arbeitsfläche und formen Sie ein Rechteck.

4. Die Hälfte des Käses darauf verteilen, Hähnchen-Zwiebel-Mischung hinzufügen und mit Käsesauce belegen.

5. Rollen Sie Ihren Teig und formen Sie ihn zu einem U.

6. Legen Sie Ihre Rolle in den Korb Ihrer Luftfritteuse, bürsten Sie sie mit dem Rest des Öls und kochen Sie sie 12 Minuten lang bei 370 Grad, wobei Sie die Rolle zur Hälfte umdrehen.

7. Schneiden Sie Ihr Brötchen, wenn es warm ist, und servieren Sie es zum Mittagessen.

Genießen!

Ernährung: Kalorien 300, Fett 8, Ballaststoffe 17, Kohlenhydrate 20, Protein 6

Leckere Cheeseburger

Zubereitungszeit: 10 Minuten Garzeit: 20 Minuten Portionen: 2

Zutaten:

- 12 Unzen mageres Rindfleisch, gemahlen
- 4 Teelöffel Ketchup
- 3 Esslöffel gelbe Zwiebel, gehackt
- 2 Teelöffel Senf
- Salz und schwarzer Pfeffer nach Geschmack
- 4 Cheddar-Käsescheiben
- 2 Burgerbrötchen, halbiert

Richtungen:

1. In einer Schüssel Rindfleisch mit Zwiebeln, Ketchup, Senf, Salz und Pfeffer mischen, gut umrühren und 4 Pastetchen aus dieser Mischung formen.
2. Käse auf 2 Pastetchen verteilen und mit den anderen 2 Pastetchen belegen.
3. Legen Sie sie in eine vorgeheizte Luftfritteuse bei 370 Grad Fahrenheit und braten Sie sie für 20 Minuten.

4. Cheeseburger auf 2 Brötchenhälften teilen, mit den anderen 2 belegen und zum Mittagessen servieren.

Genießen!

Ernährung: Kalorien 261, Fett 6, Ballaststoffe 10, Kohlenhydrate 20, Protein 6

Türkische Koftas

Zubereitungszeit: 10 Minuten Garzeit: 15 Minuten Portionen: 2

Zutaten:

- 1 Lauch, gehackt
- 2 Esslöffel Feta-Käse, zerbröckelt
- ½ Pfund mageres Rindfleisch, gehackt
- 1 Esslöffel Kreuzkümmel, gemahlen
- 1 Esslöffel Minze, gehackt
- 1 Esslöffel Petersilie, gehackt
- 1 Teelöffel Knoblauch, gehackt
- Salz und schwarzer Pfeffer nach Geschmack

Richtungen:

1. Mischen Sie in einer Schüssel Rindfleisch mit Lauch, Käse, Kreuzkümmel, Minze, Petersilie, Knoblauch, Salz und Pfeffer, rühren Sie gut um, formen Sie Ihre Koftas und legen Sie sie auf Stangen.

2. Fügen Sie Koftas zu Ihrer vorgeheizten Luftfritteuse bei 360 Grad F hinzu und kochen Sie sie 15 Minuten lang.

3. Servieren Sie sie mit einem Beilagensalat zum Mittagessen.

Genießen!

Ernährung: Kalorien 281, Fett 7, Ballaststoffe 8, Kohlenhydrate 17, Protein 6

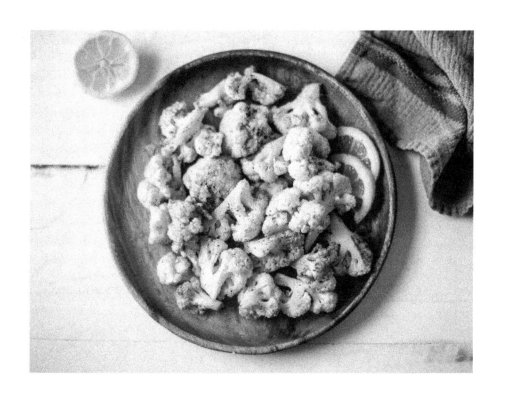

Hühnchen Kabobs

Zubereitungszeit: 10 Minuten Garzeit: 20 Minuten Portionen: 2

Zutaten:

- 3 orange Paprika, in Quadrate geschnitten
- ¼ Tasse Honig
- 1/3 Tasse Sojasauce
- Salz und schwarzer Pfeffer nach Geschmack
- Kochspray
- 6 Pilze, halbiert
- 2 Hähnchenbrust, ohne Haut, ohne Knochen und grob gewürfelt

Richtungen:

1. In einer Schüssel das Huhn mit Salz, Pfeffer, Honig, Sauce und etwas Kochspray mischen und gut verrühren.

2. Fädeln Sie Hühnchen, Paprika und Pilze auf Spieße, legen Sie sie in Ihre Luftfritteuse und kochen Sie sie 20 Minuten lang bei 338 Grad Fahrenheit.

3. Auf Teller verteilen und zum Mittagessen servieren. Genießen!

Ernährung: Kalorien 261, Fett 7, Ballaststoffe 9, Kohlenhydrate 12, Protein 6

Chinese Pork Lunch Mix

Zubereitungszeit: 10 Minuten Garzeit: 12 Minuten Portionen: 4

Zutaten:

- 2 Eier
- 2 Pfund Schweinefleisch, in mittlere Würfel geschnitten
- 1 Tasse Maisstärke
- 1 Teelöffel Sesamöl
- Salz und schwarzer Pfeffer nach Geschmack
- Eine Prise chinesische fünf Gewürze
- 3 Esslöffel Rapsöl
- Süße Tomatensauce zum Servieren

Richtungen:

1. In einer Schüssel fünf Gewürze mit Salz, Pfeffer und Maisstärke mischen und umrühren.
2. In einer anderen Schüssel Eier mit Sesamöl mischen und gut verquirlen.
3. Baggern Sie Schweinefleischwürfel in Maisstärkemischung, tauchen Sie sie dann in

Eiermischung und legen Sie sie in Ihre Luftfritteuse, die Sie mit dem Rapsöl eingefettet haben.

4. 12 Minuten bei 340 Grad F kochen und die Friteuse einmal schütteln.

5. Zum Mittagessen Schweinefleisch mit der süßen Tomatensauce dazu servieren.

Genießen!

Ernährung: Kalorien 320, Fett 8, Ballaststoffe 12, Kohlenhydrate 20, Protein 5

Fleischbällchen zum Mittagessen mit Rindfleisch

**Zubereitungszeit: 10 Minuten Garzeit: 15 Minuten Portionen:
4**

Zutaten:

- ½ Pfund Rindfleisch, gemahlen
- ½ Pfund italienische Wurst, gehackt
- ½ Teelöffel Knoblauchpulver
- ½ Teelöffel Zwiebelpulver
- Salz und schwarzer Pfeffer nach Geschmack
- ½ Tasse Cheddar-Käse, gerieben
- Kartoffelpüree zum Servieren

Richtungen:

1. In einer Schüssel Rindfleisch mit Wurst, Knoblauchpulver, Zwiebelpulver, Salz, Pfeffer und Käse mischen, gut umrühren und 16 Fleischbällchen aus dieser Mischung formen.

2. Legen Sie Fleischbällchen in Ihre Luftfritteuse und kochen Sie sie 15 Minuten lang bei 37 ° C.

3. Servieren Sie Ihre Frikadellen mit Kartoffelpüree auf der Seite.

Genießen!

Ernährung: Kalorien 333, Fett 23, Faser 1, Kohlenhydrate 8, Protein 20

Leckere Chicken Wings

Zubereitungszeit: 10 Minuten Garzeit: 45 Minuten Portionen: 4

Zutaten:

- 3 Pfund Hühnerflügel
- ½ Tasse Butter
- 1 Esslöffel Old Bay Gewürz
- ¾ Tasse Kartoffelstärke
- 1 Teelöffel Zitronensaft
- Zitronenschnitze zum Servieren

Richtungen:

1. In einer Schüssel Stärke mit altem Lorbeergewürz und Hühnerflügeln mischen und gut verrühren.
2. Legen Sie Hühnerflügel in den Korb Ihrer Luftfritteuse und kochen Sie sie 35 Minuten lang bei 360 Grad Fahrenheit. Schütteln Sie die Fritteuse von Zeit zu Zeit.
3. Erhöhen Sie die Temperatur auf 400 Grad Fahrenheit, kochen Sie die Hühnerflügel noch 10 Minuten und teilen Sie sie auf Teller.

4. Eine Pfanne bei mittlerer Hitze erhitzen, Butter hinzufügen und schmelzen.

5. Zitronensaft hinzufügen, gut umrühren, Hitze abnehmen und über Hühnerflügel träufeln.

6. Servieren Sie sie zum Mittagessen mit Zitronenschnitzen an der Seite.

Genießen!

Ernährung: Kalorien 271, Fett 6, Ballaststoffe 8, Kohlenhydrate 18, Protein 18

Einfache Hot Dogs

Zubereitungszeit: 10 Minuten Garzeit: 7 Minuten Portionen: 2

Zutaten:

- 2 Hot Dog Brötchen
- 2 Hot Dogs
- 1 Esslöffel Dijon-Senf
- 2 Esslöffel Cheddar-Käse, gerieben

Richtungen:

1. Legen Sie Hot Dogs in eine vorgeheizte Luftfritteuse und kochen Sie sie 5 Minuten lang bei 390 Grad Fahrenheit.
2. Teilen Sie Hot Dogs in Hot Dog-Brötchen, verteilen Sie Senf und Käse, geben Sie alles in Ihre Luftfritteuse zurück und kochen Sie weitere 2 Minuten bei 390 Grad Fahrenheit.
3. Zum Mittagessen servieren.

Genießen!

Ernährung: Kalorien 211, Fett 3, Ballaststoffe 8, Kohlenhydrate 12, Protein 4

Japanische Hühnermischung

Zubereitungszeit: 10 Minuten Garzeit: 8 Minuten Portionen: 2

Zutaten:

- 2 Hähnchenschenkel, ohne Haut und ohne Knochen
- 2 gehackte Ingwerscheiben
- 3 gehackte Knoblauchzehen
- ¼ Tasse Sojasauce
- ¼ Tasse Mirin
- 1/8 Tasse Sake
- ½ Teelöffel Sesamöl
- 1/8 Tasse Wasser
- 2 Esslöffel Zucker
- 1 Esslöffel Maisstärke gemischt mit 2 Esslöffel Wasser
- Sesam zum Servieren

Richtungen:

1. In einer Schüssel Hähnchenschenkel mit Ingwer, Knoblauch, Sojasauce, Mirin, Sake, Öl, Wasser, Zucker und Maisstärke mischen, gut umrühren, in eine vorgeheizte Luftfritteuse geben und 8 Minuten bei 360 ° F kochen.

2. Auf Teller verteilen, Sesam darüber streuen und zum Mittagessen mit einem Beilagensalat servieren.

Genießen!

Ernährung: Kalorien 300, Fett 7, Ballaststoffe 9, Kohlenhydrate 17, Protein 10

Schinken-Sandwich

Zubereitungszeit: 10 Minuten Garzeit: 5 Minuten Portionen: 1

Zutaten:

- 2 Brotscheiben
- 2 Mozzarella-Scheiben
- 2 Tomatenscheiben
- 2 Schinkenscheiben
- 2 Basilikumblätter
- 1 Teelöffel Olivenöl
- Eine Prise Salz und schwarzer Pfeffer

Richtungen:

1. Mozzarella und Schinken auf einer Brotscheibe anrichten.

2. Mit Salz und Pfeffer würzen, in die Luftfritteuse legen und 5 Minuten bei 400 Grad Celsius kochen.

3. Den Schinken mit Öl beträufeln, Tomate und Basilikum hinzufügen, mit der anderen Brotscheibe bedecken, das Sandwich halbieren und servieren.

Genießen!

Ernährung: Kalorien 172, Fett 3, Faser 7, Kohlenhydrate 9, Protein 5

Fazit

Luftbraten ist heutzutage eine der beliebtesten Kochmethoden und Luftfritteusen sind zu einem der erstaunlichsten Werkzeuge in der Küche geworden. Luftfritteusen helfen Ihnen, in kürzester Zeit gesunde und köstliche Mahlzeiten zuzubereiten! Sie müssen kein Experte in der Küche sein, um spezielle Gerichte für Sie und Ihre Lieben zuzubereiten! Sie müssen nur eine Luftfritteuse und dieses großartige Luftfritteuse-Kochbuch besitzen! Sie werden bald die besten Gerichte aller Zeiten zubereiten und alle um Sie herum mit Ihren hausgemachten Mahlzeiten beeindrucken! Vertrauen Sie uns einfach! Holen Sie sich eine Luftfritteuse und diese nützliche Sammlung von Luftfritteusenrezepten und beginnen Sie Ihr neues Kocherlebnis! Habe Spaß!

CPSIA information can be obtained
at www.ICGtesting.com
Printed in the USA
BVHW052156130421
604817BV00010B/860